Männerschweiß

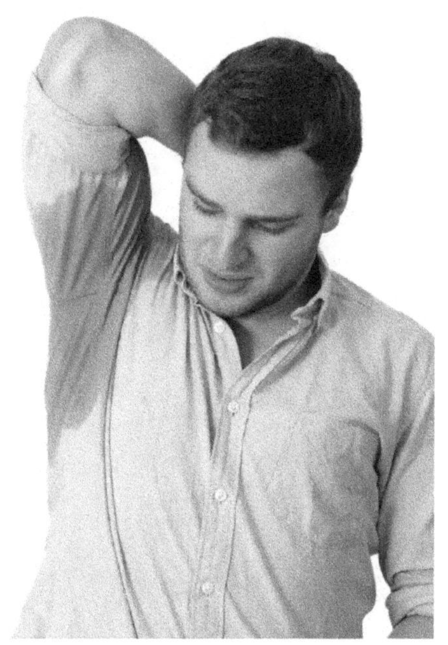

12 Tipps, wie Mann, den Schweiß los wird

Verlag: B.G.-p.OHG / Bad Kissingen
Printed in Germany by Amazon Distribution GmbH,Leipzig

ISBN-13: 978-1500670955
ISBN-10: 1500670952

EIN SPRICHWORT BESAGT:

„Männerschweiß macht sexy"

Vorwort

Mein Name ist Peter Sommer und ich bin Autor von einigen erfolgreichen Kindle-Ratgebern. Heute widme ich mich einem Thema, was Männer berührt, und zwar heftig. Ich sage es offen heraus: **Männerschweiß!** Ich litt stark darunter und möchte allen Betroffenen meine Tipps hier verraten.

Jeder Mann, jede Frau weiß, dass die Schweißabsonderung unter anderem Sexualstoffe enthält, die uns für potenzielle Partner anziehend machen. Immenser Achselschweiß ist aber mit zahlreichen Bakterien versetzt und alles andere als sexy. Im Gegenteil: Ständig feuchte Achselhöhlen, Schweißbäche auf Brust und Rücken wirken sich auch negativ auf das Selbstbewusstsein aus. Den ultimativen Schalter, um übermäßigen Schweiß abzustellen, gibt es leider nicht. Jeder muss selbst probieren, mit welcher Methode oder Methodenkombination er am besten fährt. Dennoch einige hilfreiche Tipps können helfen, eine Schweißbremse zu ziehen. Ich verrate Ihnen in diesem Ratgeber, wie ich es schaffte meine Schweißflecken los zu werden. Das Leben ist jetzt einfach lebenswerter und wen auch immer dieses Thema betrifft, weiß, wie ich früher gelitten habe.

Inhaltsverzeichnis

Macht Männerschweiß nun sexy oder nicht?

Ob auf der Baustelle oder im Büro: Wer viel schwitzt, hat es nicht leicht und den meisten sind die nassen Flecken unter den Achseln furchtbar peinlich. Da bleiben die Arbeitskollegen nicht selten auf Sicherheitsabstand und rümpfen womöglich die Nase. Schließlich ist der mit dem Achselschweiß verbundene Körpergeruch in zahlreichen Situationen äußerst unangenehm. Beobachten Sie sich doch selber. Sie ruhen vor dem Fernseher und der Nachrichtenmoderator hat Schweißflecken an den Achseln.

Was denken Sie sich? Oder Sie sitzen in der Kantine und bei Ihrem Kollegen erblicken Sie gewaltige Felder von Schweißflecken auf Oberarmen und Rücken.

Wenn es auch ein alter Wunschtraum des Jägers Mann ist, dass in seinem Schweiß ein anziehender Duftstoff versteckt sein könnte, der die Frauen nicht nur antörnt, sondern sie ihm gleich in Scharen zuführt. Fakt ist doch, dass Männer welche verschwitzt vor einem stehen, womöglich noch duften, keinesfalls erotisch wirken.

(Auch wenn ich jetzt ein Aufschrei unter meinen Kumpels hören kann.)

In Wirklichkeit stimmt nicht, wie eine Studie der Universität Berkeley behauptet. Demnach werden Frauen sexuell erregt, sobald sie das im männlichen Schweiß enthaltene Pheromon schnuppern, so nennt man jenen „Duftstoff". Weibliche Wesen besitzen einen ausgezeichneten Riecher, sofern es um maskuline Duftnoten geht.

Warum dies möglich ist, keine Ahnung, aber Sie wittern unseren Männerschweiß, trotz gutem Deodorant oder Rasierwasser. Nun, meine Ehefrau ist von meinem Schweiß ganz angetan und Männer, wer daraus seinen Nutzen ziehen will – o.k. Für den gibt es nur einen Rat – hört auf zu lesen und schwitzt weiter! Die nächste Eroberung ist nur einen Katzensprung entfernt. (Hust, meine Frau ist da natürlich tabu)

Ich persönlich – sorry Angelika - fand es unangenehm, jene Schweißflecken. Nicht dass ich roch bzw. sonstige Ausdünstung hatte, also nicht bewusst, dennoch einfach lästig. Und ich denke dies ergeht einigen Männern ebenso. Ich unternahm etwas dagegen, nachdem ich unterschiedliche Deos ausprobierte. Und wirklich viel Geld investierte.

Heute habe ich den Schweiß im Griff und dies mit natürlichen Mitteln, die jeder nachvollziehen kann. Aber darauf komme ich gleich!
Erst mal möchte ich die Frage klären:

Warum schwitzen wir?

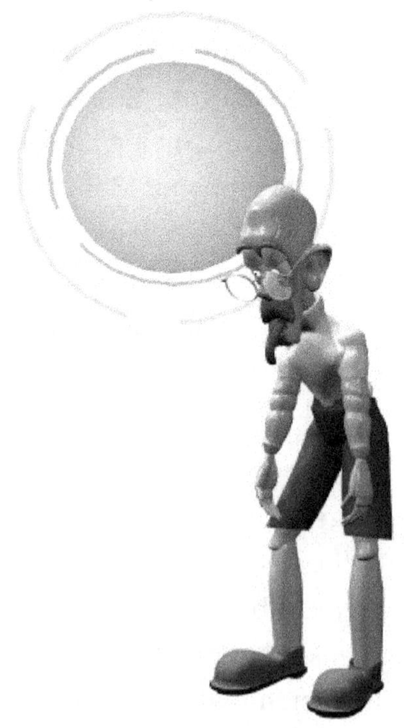

Erwiesen ist, dass der menschliche Körper 2 bis 4 Millionen Schweißdrüsen besitzt. Diese verteilen sich über den vollständigen Körper. Unsere Schweißdrüsen sind nicht negativ, im Gegenteil, diese sind ein beherrschender Bestandteil der Wärmeregulation. Besonders viele Drüsen verweilen an den Füßen, genauer gesagt an den Sohlen.

Etliche Menschen leiden deshalb unter Schweißfüssen. Und weitere auf den Handinnenflächen. Das finde ich persönlich widerlich, bei einem Empfang jemand seine feuchte Hand zur Begrüßung geben zu müssen. (Pah, es schüttelt mich bereits bei dem Gedanken). Und diese Schweißdrüsen sind auch noch so sinnlos wie ein Kropf, da sie unmittelbar der Thermoregulation dienen.

Die gewaltig hohe Dichte der Schweißdrüsen an Händen und Füßen stammt entwicklungsgeschichtlich aus der Frühzeit des Menschen. Dort hatten Sie die Aufgabe durch die Absonderung von Schweiß, die Haftung nackter Füße auf glatten Untergrund zu verbessern beziehungsweise das Greifen zu vervollkommnen. Welch ein Glück, dass wir in der heutigen Zeit leben, denn in unserer westlichen Welt hat dies ihre Bedeutung weitestgehend verloren.

Ansonsten verweilen überall in der Haut Schweißdrüsen, und wie bereits erwähnt, sammeln sich die meisten an den Handinnenflächen, den Fußsohlen und auf der Stirn und im Nackenbereich. Sie sondern eine salzhaltige Flüssigkeit ab, die auf der Hautoberfläche verdunstet und damit für Abkühlung sorgt.

Der wässrige Schweiß enthält zudem Mineralstoffe wie Kalzium und Magnesium und körpereigene Abwehrstoffe. Das bedeutet nebenbei bemerkt auch, dass Menschen, die stark schwitzen, den Verlust an Flüssigkeit und Salzen wieder ausgleichen müssen, indem sie viel trinken, etwa Mineralwasser.

Eine andere Art von Drüsen scheidet unter den Achseln und im Genitalbereich neben Wasser und Salzen ein eher fetthaltiges Sekret aus. Dieses ist übrigens zunächst geruchlos und beginnt erst zu riechen, wenn es auf die Bakterien an der Hautoberfläche trifft. Vor einigen Tagen in München beim Open Air – Kino ist mir so was wiederfahren. Das möchte ich rasch erzählen. Ich saß da mit Gattin und Freunden so gemütlich herum und verfolgte gebannt dem Geschehen auf der Leinwand, bis ein unangenehmer Duft mir in die Nase kam. Sie wissen ja wie das ist, zuerst riecht man an sich selber. Gut ich war es nicht, meine Frau und Bekannte auch nicht.

Ein kurzer Blick zum Nachbarn auf der rechten Seite genügte, saß er da neben mir, triefnass im Jogginganzug. (Nylon), hochrotem Kopf und einem großen Bier in der Hand. Letzteres kann er machen – keine Frage, dennoch bei 33° und in Nylon gehüllt, das kommt geruchstechnisch kein bisschen positiv rüber. Und der Geruch – säuerlich..... wir hatten Glück, dass er es selber merkte und nach einiger Zeit seinen Platz verlies. Ja, übermäßige Schweißabsonderung macht eben einsam......

aber weiter im Text.

Obwohl, Absonderung von Schweiß eine völlig gesunde und gewöhnliche Maßnahme des menschlichen Körpers ist. Übersteigt bei einigen Menschen das tagtägliche Transpirieren Werte, welche nicht als normal angesehen werden können. Eine Richtlinie ist, dass der Mensch ohne sportliche Bewegung zwischen 100 und 200 Milliliter Schweiß pro Tag absondern sollte. Was ist nun richtig, was nicht.

Nun, dies spüren Sie selber am besten.

Was und wie viel Sie ausschwitzen, können nur Sie beurteilen. Transpirieren Sie zu wenig, ist das nicht gut und man sollte einen Arzt konsultieren. Schwitzen Sie zu viel und zwar dermaßen, dass Sie Ihre Umwelt belasten, sollten Sie meine 12 Tipps beherzigen. Ist Ihr Schwitzen krankheitsbedingt – unbedingt Arzt aufsuchen.

Eines als Grundsatz vorweg. Sprichwörtlich der Stoff macht die Musik, bedeutet wie kleiden Sie sich. Erwiesen ist, dass in synthetischen Materien es rascher zur Schweißbildung kommt, als in Naturfasern. Erinnern Sie sich an mein Open Air Erlebnis.

<u>**Kurze Frage:**</u> Bei welcher Angelegenheit/Tätigkeit schwitzen Sie am meisten. (Zutreffendes ankreuzen)

- Bei der Arbeit
- In der Freizeit
- Beim Sport
- Beim Sex

Warum riecht man?

Nun im Prinzip muss es nicht sein, dass man einen Geruch ausströmt, denn frischer Schweiß ist völlig geruchlos. Allerdings der Abbau von langkettigen Fettsäuren zu kürzeren Ketten wie Buttersäure oder Ameisensäure sorgt für den typischen Schweißgeruch. Viele sagen auch: „Schweißeln" dazu.

Verantwortlich für Schweißgeruch sind verschiedenartig zur natürlichen Haut Flora zählende Bakterien. Einzige Ausnahme: Die Pubertät: Durch verschiedene hormonell bedingte Vorgänge im Körper kann auch frischer Schweiß bereits riechen. Der eine mehr, der andere weniger, aber dieses (Schweiß-)Tal durchlebt jeder Jugendliche. Ich hatte in meiner Pubertät, ständig Papiertaschentücher bei mir und trug nur schwarze Kleidung, damit die nassen Stellen nicht so auffielen.

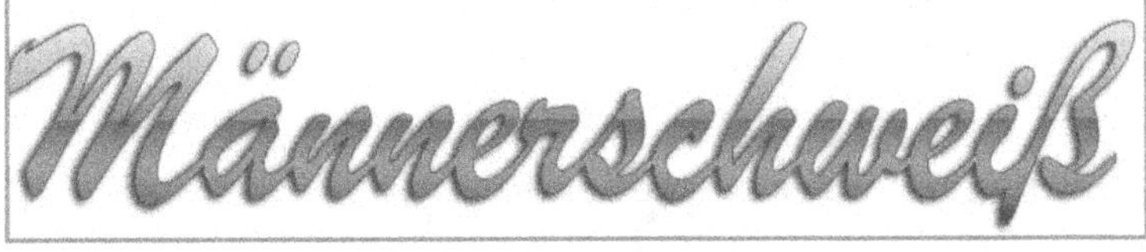

Es heißt, dass beim gefühlsmäßigen Schwitzen in der Achsel sowohl ekkrine wie auch sogenannte apokrine Schweißdrüsen beteiligt sind. Apokrine Schweißdrüsen findet man nur in Verbindung mit Haaren der Achsel- und Genitalregion sowie im Bereich der Brustwarze. Sie spielen eine besondere Bedeutung beim axillären emotionalen Schwitzen. Nun ja, da finde ich Schwitzen prima.

Anders bei dem Saunieren, hier verdoppelt sich das Herzzeitvolumen, und der Puls steigt dementsprechend. Wird die empfohlene Dauer eines Saunagangs nicht überschritten, hält sich der Flüssigkeitsverlust dennoch in Grenzen, sofern danach eine sofortige Abkühlung erfolgt. Kaltdusche unbedingt machen. Ein intaktes Herz-Kreislauf-System ist dabei natürlich Voraussetzung.

Doch bei manchen Menschen rinnt der Schweiß schon in Strömen, wenn sie in einem kühlen Raum bewegungslos im Sessel sitzen. So ist es mir früher ergangen. Schätzungen zufolge leiden rund ein bis zwei Prozent der deutschen Bevölkerung an der sogenannten Hyperhidrose. Eine genaue Zahl lässt sich kaum ermitteln, die Übergänge zwischen normaler und übermäßiger Schweißproduktion sind fließend. Dennoch man kann was dagegen tun.

Ich habe es ja auch geschafft!

Bei Wikipedia steht zu dem Begriff: Hyperhidrose folgendes: Als Hyperhidrose, von griech. ὑπέρ (hypιr) „noch mehr, óber, óber ... hinaus" und ἱδρώς (hidrσs) „Schweiί", wird eine óbermδίige Schweiίproduktion bezeichnet, die generalisiert oder lokal auftreten kann. Das Gegenteil ist eine Anhidrose.

Schwitzen hat eine lebenswichtige Funktion für unseren Organismus. Es dient der Regulation der Körpertemperatur und kühlt nicht nur die Haut, sondern auch das Innere des Körpers ab. Ca. 1–2 % der Menschen in Deutschland leiden unter der Krankheit Hyperhidrose, bei der der Körper unabhängig von Wärme oder Kälte, Tages- oder Jahreszeit übermäßig und unkontrollierbar viel Schweiß produziert.

Was übermäßigen Schweiß darstellt, ist seitens der Betroffenen vom Leidensausmaß abhängig und damit der subjektiven Einschätzung unterworfen. Für wissenschaftliche Zwecke wird als Hyperhidrose die Produktion von 100mg Schweiß innerhalb von fünf Minuten in einer Achselhöhle definiert.

Örtlich begrenzt tritt die Hyperhidrose hauptsächlich zu 60% an den Handflächen-(Schweißhände) oder Fußsohlen, zu 40% in den Achselhöhlen, zu 10% am Kopf (vornehmlich der Stirn) und selten an anderen Körperstellen auf. Quelle Wikipedia, http://de.wikipedia.org/wiki/Hyperhidrose

Nach intensiven Belastungen in der Hitze braucht der Körper eine längere Regenerationsphase und dies sollten Sie ihm auch gönnen.

So, genug über wie und warum wir transpirieren. Nachfolgend kommen die persönlichen 12 Tipps, wie ich es schaffte, das Schwitzen zu reduzieren. Gut, ob bei Ihnen alles funktioniert, möchte ich nicht versprechen, ist auch Typ bedingt. Sollte Ihr Schwitzen krankhaft sein, dann konsultieren Sie den Hausarzt oder eine Spezialisten auf diesem Gebiet.

Meine 12 Tipps, wie Mann, den Schweiß los wird

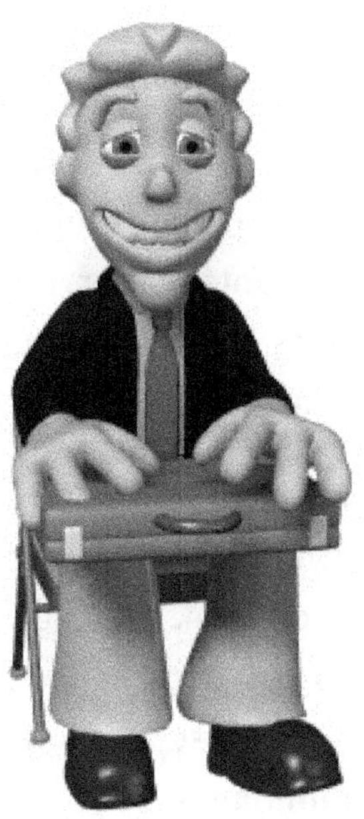

Bevor ich meine Empfehlungen verrate, möchte ich noch darauf hinweisen, dass ich ab und an einige URLs nennen werde. Jene dienen nicht zur Kaufaufforderung, einzig und allein zu Ihrer Orientierung. Nur damit dies richtig verstanden wird.

1. Der erste und einer der maßgebende Tipp lautet: **Täglich lauwarm duschen**. Keine Spur zu warm, aber auch nicht zu kalt. Trocknen Sie sich nur sanft ab, wenn es geht nur abtupfen.

Ich erwähnte ja bereits, dass ich einige Deos verwendete, bin jetzt entweder auf Körperpuder oder auf ein aluminiumfreies Deo umgestiegen. Natürlich sind die normalen Deodorants besser, diese verschließen die Ausgänge der Schweißgänge, sodass nur wenige offen bleiben.

Allerdings lagern sich die darin enthaltenen Aluminiumsalze im Körper ab und verursachen langfristig erheblichen Schaden. Welcher Nachteil genau, kann ich nicht sagen, doch ließ ich mich von diversen Sendungen beeinflussen und denke mir, lieber ein Deo ohne Aluminiumchlorid benutzen, man weiß ja nie. Deshalb auch hin und wieder Körperpuder. Genial ist Körperpuder, wenn man davon etwas in seine Schuhe hinein schüttet.

Gerade im Sommer, für den Fall, dass man keine Socken trägt! Sie schwitzen garantiert nicht im Mindesten an den Füßen.

2. **Achsel- und Brusthaare entfernen** oder sich professionell davon befreien lassen. Dies ist ein heikles Thema, vor allen Dingen wenn man unter den Armen kitzlig ist, so wie ich. Es gehört Selbstbeherrschung dazu. Mein Besuch in einem Schönheitssalon entpuppte sich als Tortur.

Lieber schnappe ich mir in regelmäßigen Abständen den Epilierer von meiner Frau. Der ist genial!

Besser als das Waxing im Studio, da bin ich fast irregeworden. Ist nichts für mich. Ohne eine Aufforderung zum Kauf machen zu wollen, der Epilierer ist von der Marke Braun.

Ein kleiner Tipp hierzu noch, nach dem epilieren, reibe ich die Achseln stets mit kollidiertem Silberwasser ein. Schützt vor möglichen Entzündungen oder Hautreaktionen.

Auch wenn wir es nicht eingestehen möchten, aber empfindlich sind wir doch.

Hier die URL: http://bit.ly/epilierer

3. **Bockhornkleesamen**! Ist das Stichwort. Gekauft in der Apotheke. Es handelt sich hierbei um Körner, die viel Cholin enthalten, welche die Schweißdrüsen zur Ruhe bringen, was positiv für den Stoffwechsel ist. Dadurch wiederum verringert sich die Schweißproduktion.

Es ist auch einfach zu händeln, und zwar: Weichen Sie ca. 2 Esslöffel Bockshornkleesamen für ungefähr 12 Stunden ein. Ich mache dies meistens am Abend für den nächsten Tag. Jetzt können Sie die Körner über den Tag verteilt essen.

4. Eine wertvolle Empfehlung von einer Heilpraktikerin ist **Johanniskraut**. Und Männer, das wird Euch gefallen, denn es handelt sich um ein altes russisches Rezept, welches mit Wodka angesetzt wird.

Die Tinktur wird wie folgt zubereitet: Man nimmt um die 100gr. Zerkleinertes Johanniskraut (gibt es ebenso in der Apotheke) und legt ebendieses in ein sauberes Einmachglas.

Darauf gießt man dann 500ml Wodka, verschließt das Glas und lässt es für 10 Tage an einem hellen Ort stehen.

Die Anzahl der Tage nehme ich durchaus nicht so genau, das Glas steht auch mal 2 Wochen herum, weil ich es einfach vergesse. Auf jeden Fall sollten Sie die Tinktur abseihen und in ein dunkles Behältnis einfüllen. So, diese Zusammensetzung kann man äußerlich verreiben.

Die andere Art ist, dass man sich einen Tee von dem Kraut zubereitet. Nur zwei Teelöffel Johanniskraut in ein Gefäß geben und 200ml heißes Wasser darauf gießen.

Den Tee dann 15 Minuten ziehen lassen und Schlückchen weise über den gesamten Tag verteilt schlürfen. Schmeckt naja. Aber es hilft.

Platz für Ihre Einkaufsnotizen:

5. Fantastisch erfolgreich empfand ich die **Kur mit Salbeitee**. Obwohl ich sagen muss, dass ich es bis heute beibehalte, Salbeitee zu trinken.

Wenn man sich an den Tee gewöhnt hat, findet man diesen auch nicht mehr bitter. Ich benutze extra keinen Zucker, allerdings wirft mir meine Frau ab und zu 1 frisch gezupftes Steviablatt hinein. Stefia ist ein Zuckerersatz.

Vorsicht nicht zu viel benutzen, ist wahrhaftig sehr süß. Die Salbei Kur geht wie folgt. Zupfen Sie stets frischen Salbei -3-6 Blätter, sollte kein frisches Heilkraut im Hause sein, verwenden Sie getrockneten Salbei.

Hiervon nehmen Sie dann 2 Esslöffel, werfen diese in eine Kanne und überbrühen die Pflanzenblätter mit ca. 300ml heißem Wasser. Jetzt heißt es Geduld – wenigstens 10 Minuten sollte der Salbei ziehen. Danach ab sieben – oder Salbeiblätter herausnehmen und abkühlen lassen.

Waschen Sie jeden Tag Ihre Füße und Achselblätter mit dem Salbeisud ab. Benutzen sie dazu einen eigenen Waschlappen. Mindestens 2 Wochen lang. Nach einiger Zeit werden Sie ein echtes Wohlgefühl bekommen.

Wie erwähnt, ich halte diese Kur bei. Ist einfach wirkungsvoll. Und wenn ich auf Geschäftsreise bin, dann habe ich stets eine gut gefüllte Thermoskanne mit der Salbeimischung dabei. (Danke an meine Frau)

6. auch wenn wir Männer dies nicht so gerne Hören und Lesen, dennoch sollten Sie **alkoholhaltige und koffeinhaltige Getränke massiv einschränken**. Vor allen Dingen im Sommer. Da muss man eben im Biergarten mal zur „Wassermaß" greifen. Ich gestehe, mein Ausnahmefall ist das Oktoberfest! Da kann mir Wasser gestohlen bleiben, aber wie gesagt ist ja eine Ausnahme. Den emensen Kaffeekonsum habe ich erheblich eingeschränkt, was mir mit der Zeit nicht schwergefallen ist.

Es gibt genügend Alternativen, anstatt immer zum Pott Kaffee zu grapschen. Persönlich belastet mich nachfolgendes Thema Rauchen seit 10 Jahren nicht mehr. Jedoch mein Kumpel Edgar meint, wenn er weniger raucht, schwitzt er erheblich weniger. Erst wollte ich es nicht im Geringsten glauben, deshalb recherchierte ich ein bisschen und ja, Recht hat er. Tabakrauchen sollte vermieden werden, denn dies führt zu verstärktem Schwitzen. (Ist zudem auch gesünder, nun, ich rede leicht daher, ich weiß)

7. Damit der Schweißfluss eingedämmt wird, sollte, nein Muss man auf seine **Ernährungsweise achten**. Ich habe mir diesen Ratschlag beileibe zu Herzen genommen und daraufhin meine Ernährung umgestellt. Seit meinem Entschluss steht mehr Gemüse, Obst, Milchprodukte, Rohkost, Nüsse etc. auf dem Speiseplan.

Ebenso schraubten wir unseren Fleischkonsum gewaltig herunter, unter keinen Umständen möchten wir total auf Fleisch verzichten. Denn so ein saftiges 400gr Steak mit Salat möchte ich nicht missen, geschweige es lebenslang weglassen.

Nein soweit geht die Umstellung auch wieder nicht. Wir halten uns lieber an die Paleo – Ernährung. (Neudeutsch - Steinzeiternährung). Es gibt bei Amazon ein interessantes Kochbuch, mit schmackhaften und leicht nachzukochenden Kochrezepten darin.

Titel: Paleo-Küche für Genießer: 160 einfache Rezepte ohne Gluten, Getreide und Milchprodukte.

URL: http://bit.ly/paleo-küche

Gut, worauf ich total verzichte ist auf Fett. Also Schweinshaxe und Schweinebauch gegrillt sind tabu.

Das einzige Fett, welches ich zu mir nehme, ist Kokosfett, aber aus gesundheitlichen Gründen. Im Netz gibt es ein E-Book dazu, wer will kann sich dieses ja holen.

Der Link:
https://www.amazon.de/dp/B00BKLLAX4

Herkömmliches Salz zum Würzen von Speisen reduzierten wir ebenso im Haushalt.

Andere Alternativen gibt es zu Genüge. Zum Beispiel BambusSalz.

Obwohl mir dieser Punkt schwerer gefallen ist, als die komplette Ernährungsumstellung.

8. **Enge figurbetonte Jeans** sind tabu, auch keine (na da schau her) Slips verweilen im Schrank. Erstens ist alles zu beengend.

Und zweitens schweißtreibend. Mein Schrankfach ist jetzt – dank der holden Gemahlin - nur noch mit Bekleidung aus Naturfasern, wie Baumwolle, Leinen oder Seide bestückt. Bis auf die Jogginganzüge! Und fürs Laufen kaufe ich Kleidung, welche genau mit atmungsaktiven Fasern hergestellt werden.

Der Preis hierfür gesalzen, aber es lohnt sich auf jeden Fall, einige Euros diesbezüglich mehr auszugeben. Auf Kunstfasern wird absolut verzichtet.

So, nun höre ich bereits einen Aufschrei von Veganer, dennoch sage ich es unumwunden:

„Meine Slipper bestehen aus Leder“.

Mir kommt kein Plastikschlappen an die Füße. Auch hier gilt dasselbe wie bei der Garderobe, was den Kaufpreis betrifft, doch ich kann es nur empfehlen. Feuchte Füße kenne ich nicht mehr!

9. **Sport treiben**, einfach mehr bewegen. Und dabei ist die Art des Fitnesstrainings egal. Es ist nämlich so, wenn sich Ihr Körper faktisch verausgabt und übermäßig Schweiß produziert, wird die Schweißproduktion im Alltag in der Regel auf ein normales Maß reduziert.
Gut, dieser Punkt war bei mir keineswegs erfolgreich, denn ich bewege mich tagtäglich ungemein viel. Ich laufe, spiele Fußball, betreibe weitere sportliche Übungen. Und in ein Fitnessstudio bin ich nicht gegangen, das ist mir zu verpflichtend.

10. **Yogakurse**, um Stress zu mindern - Entspannungs-Trainings. Ja, lachen Sie nicht, im letzten Herbst meldete ich mich zum ersten Mal bei der VHS unserer Stadt an. Begeisterung pur. Als Einstieg in diese – mir doch fremde Materie - ist dies genau der passende Schritt. Mittlerweile bin ich Mitglied in einem waschechten Yogastudio. Und verlebe einmal wöchentlich, angenehme Yogastunden in einem gemischten Personenkreis. Mit ziemlicher Sicherheit, ist mein Vorschlag nicht für jeden etwas. Dann suchen Sie sich eine andere Entspannung aus. Gegebenenfalls ist Boxen zum Stressabbau das richtige für Sie.
Ich sag einfach es ist ein persönliches Ding, was einen entspannt.

11. **Abnehmen!** Was aber schon alleine erfolgt, wenn Sie Punkt 7 konsequent befolgen. Ich verlor 5 Kilo, nur durch die Ernährungsumstellung. Obwohl ich weiterhin gerne gegessen habe. Halt anders.
Sollten Sie allerdings an Dickleibigkeit leiden, nehmen Sie ab, denn Übergewichtige schwitzen gewaltiger. Die Gefahr des Herzinfarktes erhöht.

Und ehrlich gesagt, so ein schwitzender übergewichteter Mann sieht nicht ansprechend aus. Oder? Nein Frauen, sagt jetzt keinesfalls JA, das kann ich nicht glauben. Dies erschüttert ja mein Menschenbild. Und unter uns, man erblickt doch seinen kleinen Johannes besser...lach - lach.

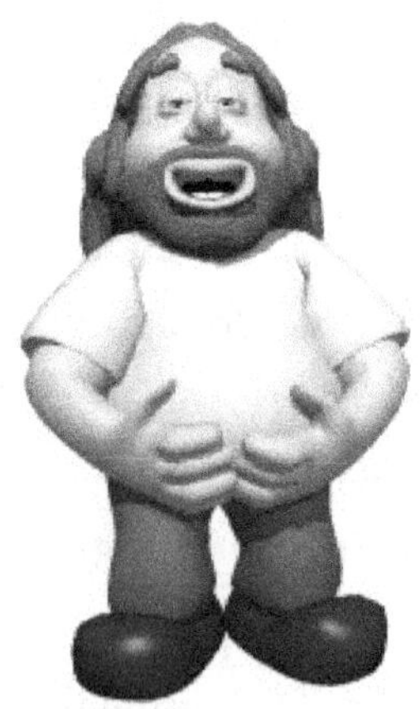

12. **Fußbäder** gegen Schweißfüße mit Aromaölen. Ich bin so vorgegangen. Nehmen Sie eine Schüssel Wasser (fragen Sie Ihre Gattin, Frauen wissen definitiv, wo so was ist im Haushalt) Geben Sie 1 EL Salz rein, 2 Tropfen Teebaumöl und 2 Tropfen Thymian hinein. Sie können ebenso echten Thymian hineinwerfen, insofern Sie diesen im Garten anpflanzten. Da wir unsrige Ernährung ja umstellten, befinden sich unbeschreiblich viele (Heil-)-kräuter in unserer Gartenanlage. Ist ein Erlebnis das frische Gewürz zu holen.

Danach einfach 15 Minuten die Füße in kaltem Wasser baden. Kalt muss es sein, dass durchblutet ungemein. Nachfolgend nicht abspülen und abtrocknen.

Wenn die Füße trocken sind, reibe ich diese noch mit kolloidalem Silberwasser ab und creme mit Aloe Vera – Gel ein. Das kolloidale Silberwasser stellt meine Frau jede Woche mit einem eigenen Pulser Gerät her.

Am Anfang habe ich schon etwas gemurrt, als Sie mit dem Kasten zur Herstellung des Silberwassers zuhause eingelaufen ist, aber heute muss ich Ihr ein Kompliment machen. Es ist eines der besten Investitionen, welche wir in den letzten Jahren tätigten. Naja, ich übertreibe jetzt ein wenig, so teuer ist die Box auch nicht und im Verhältnis zum jeweiligen Kauf ein Klacks.

Hier weitere Informationen:

http://kolloidales-silber.getresponsepages.com/

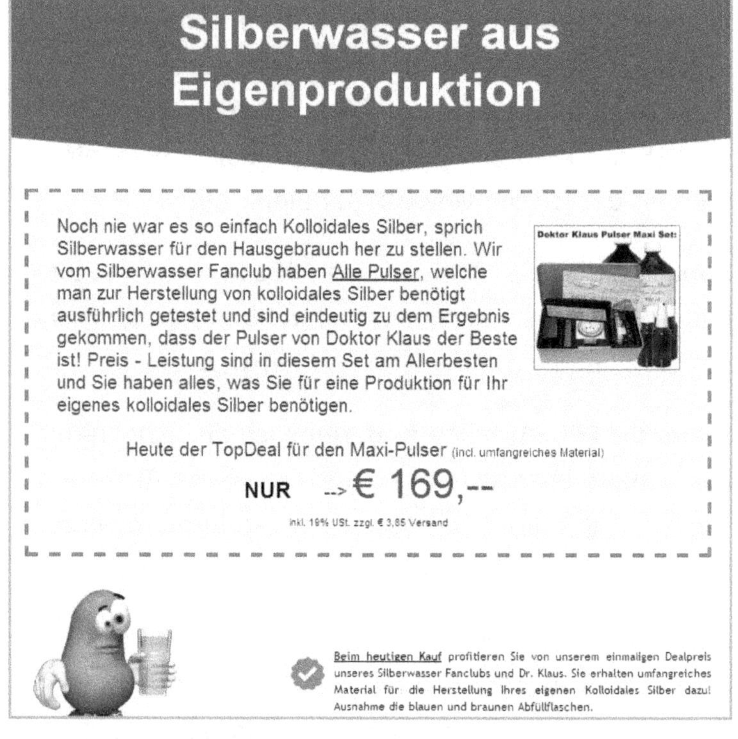

(ob es diesen Preis noch gibt, kann ich nicht garantieren, war im vergangenen Jahr)

Hier das Video zur Herstellung von kolloidalem Silber

www.youtube.com/watch?v=5zRQ8ykWZpk

Mein Fazit zu den Tipps

Ich persönlich habe im Laufe der Zeit alle Tipps durchprobiert und dabei festgestellt, dass am besten die Kombination aus Tipp 1 bis Tipp 7 und Tipp 10 + 12 geholfen hat. Es macht aber einen Unterschied, ob es zu Schweißausbrüchen durch Stress oder körperliche Anstrengung und Hitze kommt.

Ist Stress ursächlich, sollten zwar auch Tipp 1 bis 6 beherzigt werden, jedoch auch Maßnahmen zum Stressabbau, Tipp 10 . Dabei können, wie ich bereits erwähnte Yoga und Entspannungstechniken hilfreich sein. Bitte Trinken Sie nicht zu wenig. Einige Menschen, die übermäßig schwitzen, entwickeln wahre Ängste, viel zu trinken, weil sie irrtümlich glauben, dann noch mehr zu transpirieren. Dies kann jedoch zu Kreislaufstörungen und anderen Problemen führen. Und bedenken Sie bitte: Nicht nur Hitze, auch Gene, Hormone und Krankheiten sind verantwortlich für das Schwitzen.

Ich habe es geschafft, meine Schweißflecke zu reduzieren und Sie können es ebenfalls. Viel Erfolg

Ihr Peter Sommer

Mein Dank an meine Familie

Liebe Familie, Euch Allen möchte ich auf diesem Wege ganz herzlich danken. In der ganzen Zeit, wo ich bestimmt nicht immer einfach war, wart Ihr sehr geduldig mit mir.

Und ein gesonderter Dank geht an meine liebe Frau Angelika, die mich weiterhin tatkräftig unterstützt.

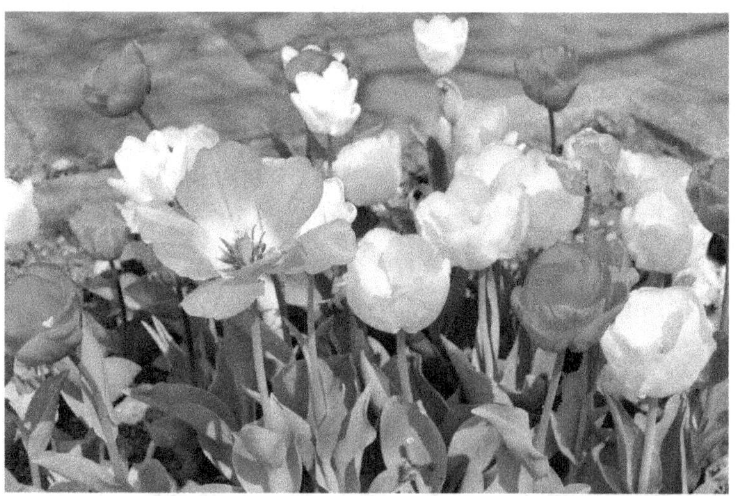

Und an einige Freunde, welche mir hilfreiche Hinweise gegeben haben, damit ich dieses Problem in den Griff bekommen habe.

Danke nochmals, auch für Eure Zeit.

Linkliste

Hier nochmals die URLs gebündelt

Wikipedia: http://de.wikipedia.org/wiki/Hyperhidrose

Der Epilierer: http://bit.ly/epilierer

Kochbuch: Paleo-Küche für Genießer: 160 einfache Rezepte ohne Gluten, Getreide und Milchprodukte.

URL: http://bit.ly/paleo-küche

Kokosfett-E-Book:
https://www.amazon.de/dp/B00BKLLAX4

Kolloidales Silberwasser selber herstellen:

http://kolloidales-silber.getresponsepages.com/

Video wie es hergestellt wird:

www.youtube.com/watch?v=5zRQ8ykWZpk

..noch eine kurze Anmerkung zu dieser Linkliste, bitte verstehen Sie diese nicht als Kaufaufforderung, vielmehr als Recherchequelle. Und ja, sollten Sie über einen dieser Link ein Produkt erwerben, erhält der Autor dieses E-Books eine kleine Aufwandsentschädigung von Amazon, welches dem nächsten Projekt zugute kommt. Also schon jetzt herzlichen Dank dafür. P. Sommer

Weitere Kindle E-Books

Hier noch ein kleiner E-book Hinweis zu weiter interessante Themen.

Gegebenenfalls interessiert Sie ja noch ein anderes Thema, dann tragen Sie einfach die jeweilige URL in Ihren Browser ein und innerhalb von Sekunden erhalten Sie weitere Informationen zu dem ausgesuchten Buch. Alle diese E-Book Tipps finden zum größten Teil auch auf den Bestsellern – Listen von Amazon Kindle....

Der Frauenwegweiser

für ein gelungenes Blind Date

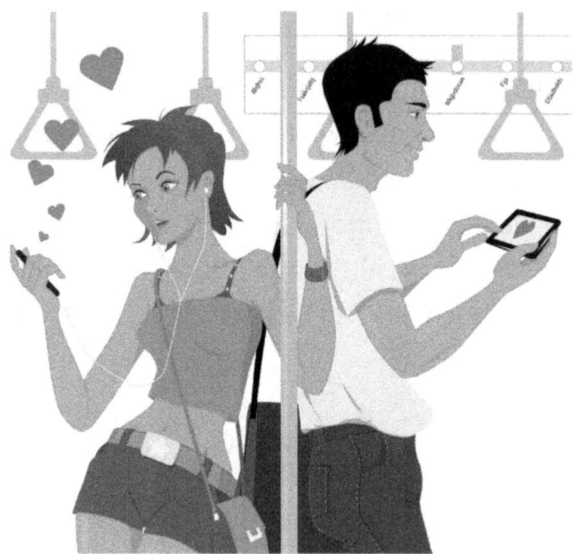

...12 Fehler die Sie auf keinen Fall machen dürfen...

Sarah Bernardi

So gelingt Jedes Date...

Als e-book bestellen bei Amazon

https://www.amazon.de/dp/B00BPC1KQU

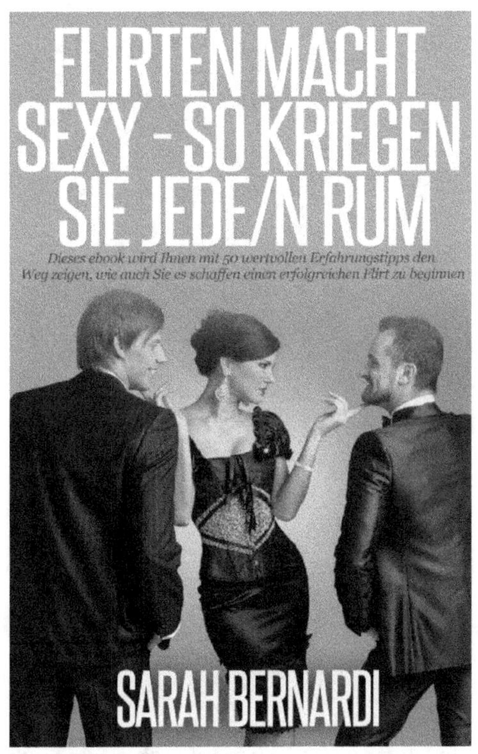

Die 50 Tricks der Flirt-Besten

Als e-book bestellen bei Amazon

https://www.amazon.de/dp/B00CB374HG

Exotische Früchte
für Erotische
Smoothies
ein Überblick

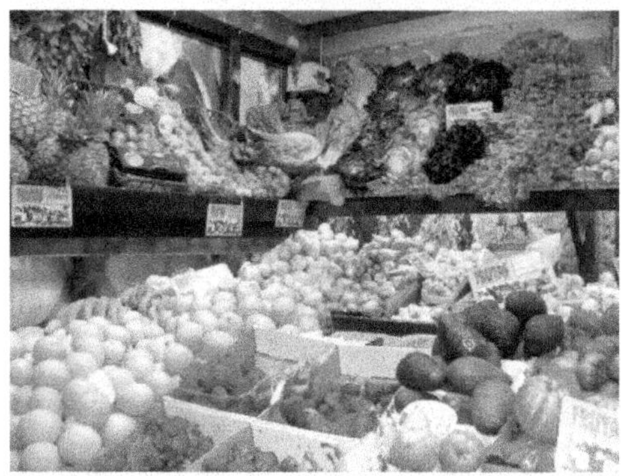

Peter Sommer

Ihr Ratgeber für top erotische Smoothies

Als Taschenbuch & E-Book bestellen bei Amazon

https://www.amazon.de/dp/B00CXAPJR4

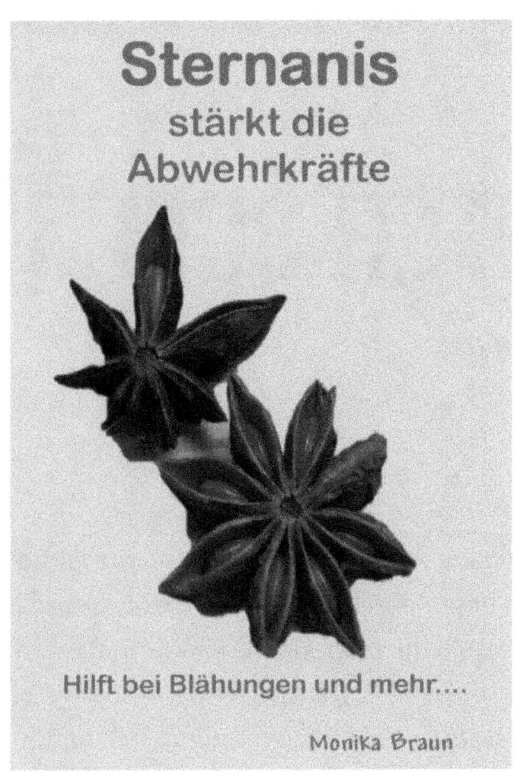

Sternanis ist ein natürliches Heilmittel

Viren und Blähungen ade....

Als e-book bestellen bei Amazon

https://www.amazon.de/dp/B00IYKP7HY

Impressum

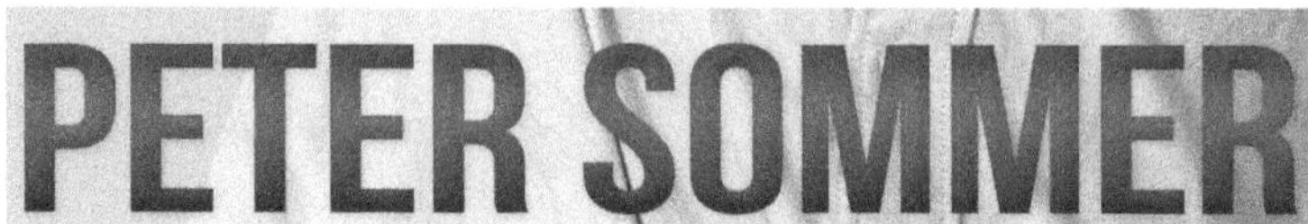

Peter Sommer

lehrgang57@web.de

Noch ein paar Worte zu mir. Mein Name ist Peter Sommer, bin in den besten Lebensjahren und lebe mit meiner Familie in einer kleinen Stadt in Bayern. Da ich beruflich sehr viel in Deutschland unterwegs bin, freue ich mich stets auf die Rückkehr in den Schoß meiner Familie. Hier fühle ich mich gebraucht, geborgen und geliebt. Gegenseitiger Respekt ist der Grundsatz unseres Familienlebens und so habe ich auch Freiräume, welche ich wirklich genieße und dankbar bin.

Eines meiner Hobbys ist das Schreiben. Und so entsteht in unregelmäßigen Abständen immer mal ein (Bestsellerwerk bei Amazon) e-book mit persönlichen Erlebnissen.

Wenn dieser, ich will mal sagen, Ratgeber bei Ihnen auf positiven Grund gefallen ist, freue ich mich über eine Weiterempfehlung oder einer netten Besprechung, etwa bei amazon.de. Bücher wie ebendiese leben von den Beurteilungen Ihrer Leser.

Falls Sie Fehler entdecken, teilen Sie mir diese Bitte per Email an: lehrgang57@web.de mit. So kann ich die Patzer unkompliziert und rasch beheben. Fehler in einer Rezension zu erwähnen, schadet dem Ratgeberbuch. Und dass leider längerfristig. Solange eben, wie er auf dem Markt ist – selbst wenn dann der Mangel bereits lange behoben ist. Danke!

Kleine Anmerkung noch: Natürlich kann ich nicht für die gesetzliche Richtigkeit der Antworten von Holger eintreten. Dementsprechend lehne ich jegliche „Gewähr der Richtigkeit dieser Antworten“, kategorisch ab. Sollten sich Widersprüche ergeben, dann bitte ich Sie mir diese Berichtigung – mit Nachweis- zu senden, damit ich diese auch korrigieren kann.

Ich hoffe, ich konnte Ihnen viele wertvolle Ratschläge geben und bedanke mich für Ihren Kauf und das Lesen bis zu diesem jetzigen Zeitpunkt.

Rechtliches

Der Autor distanziert sich von den Inhalten zu allen evtl. externen und weiterführenden Links und Webseiten, die in diesem E-Book festgehalten sind. Sollten Amazon – Verknüpfung in diesem E-Book enthalten sein, übernehmen wir keine Garantie, ob der jeweilige Artikel auf Lager ist. Bei einem Kauf über diesen Link erhält der Autor eine minimale Vermittlungsgebühr von Amazon oder einem anderen Affiliate -Partner. Welches allerdings nicht Grundlage der Nennung des Links ist, sondern nur als Information zu einem evtl. Erwerb. Alle genannten Daten beziehen sich auf den Stand 07/2014- für womöglich Änderungen des Inhaltes wird keine Haftung übernommen.

Eine Haftung oder Mithaftung durch gesetzeswidrige Inhalte zu externen Webseiten wird ausgeschlossen, da der Autor keinen Einfluss auf die Entstehung, Entwicklung oder Veränderungen der unter den angegebenen Domains laufenden Webseiten hat. Auch wenn Sie die rechtlichen Hinweise langweilen, aber die müssen halt sein.

Fotonachweis: Animotionfactory / Shutterstock / Eigene Aufnahmen / (Laienaufnahmen, kann also schon mal was unscharf sein -sorry) –Covergestaltung: amycovers

www.ingramcontent.com/pod-product-compliance
Lightning Source LLC
Chambersburg PA
CBHW051259170526
45165CB00004B/1780

* 9 7 8 1 5 0 0 6 7 0 9 5 5 *